FIGHTING THE OCD MONSTER

A Cognitive Behaviour Therapy Workbook for Treatment of Obsessive Compulsive Disorder in Children and Adolescents

战胜强迫症

儿童强迫症认知行为治疗手册

著　者　[新加坡] Haanusia Prithivi Raj

主　译　陈艳妮

副主译　王　端　闫莹玉

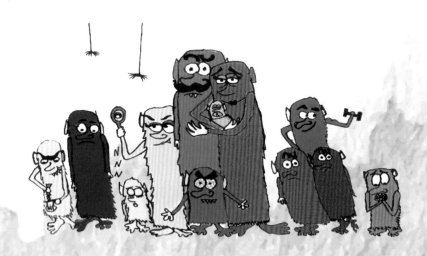

世界图书出版公司

西安 北京 上海 广州

图书在版编目（CIP）数据

战胜强迫症：儿童强迫症认知行为治疗手册 /（新加坡）哈纳沙·普里西维·拉吉（Haanusia Prithivi Raj）著；陈艳妮主译. —西安：世界图书出版西安有限公司，2022.9

书名原文：Fighting the OCD Monster: A Cognitive Behaviour Therapy Workbook for Treatment of Obsessive Compulsive Disorder in Children and Adolescents

ISBN 978-7-5192-7588-4

Ⅰ.①战… Ⅱ.①哈… ②陈… Ⅲ.①儿童—强迫症—治疗—手册 Ⅳ.① R749.94-62

中国版本图书馆 CIP 数据核字（2022）第 159628 号

书　　名	战胜强迫症——儿童强迫症认知行为治疗手册	
	ZHANSHENG QIANGPOZHENG ERTONG QIANGPOZHENG RENZHI XINGWEI ZHILIAO SHOUCE	
著　　者	[新加坡]Haanusia Prithivi Raj	
主　　译	陈艳妮	
责任编辑	岳姝婷	
装帧设计	前　程	
出版发行	**世界图书出版西安有限公司**	
地　　址	西安市锦业路 1 号都市之门 C 座	
邮　　编	710065	
电　　话	029－87214941　029－87233647（市场营销部）	
	029－87234767（总编室）	
网　　址	http://www.wpcxa.com	
邮　　箱	xast@wpcxa.com	
经　　销	新华书店	
印　　刷	西安雁展印务有限公司	
开　　本	787mm×1092mm　　1/16	
印　　张	5.5	
字　　数	80 千字	
版次印次	2022 年 9 月第 1 版　　2022 年 9 月第 1 次印刷	
版权登记	25－2022－101	
国际书号	ISBN 978－7－5192－7588－4	
定　　价	80.00 元	

医学投稿　xastyx@163.com　‖　029-87279745　029-87279675
☆如有印装错误，请寄回本公司更换☆

封面上美丽的作品是由 9 岁的女孩 HH 绘制的，她在对抗强迫症"怪兽"时表现得非常勇敢。她是一个动物爱好者，这幅画也献给她的 3 只宠物：Ruby、Smushy 和 Coco。

致　谢 Acknowledgements

非常感谢我身边的人，是他们给予的爱与支持，让这本书顺利出版。

感谢我的丈夫 Vanan 和我年幼的儿子，感谢你们一直以来对我的爱、支持和鼓励。没有你们的支持，我不可能夜以继日地工作。

感谢我的家人，感谢你们所有激励和鼓励的话语，无论道路多么艰难，我都会砥砺前行。

感谢我的导师——Ong Say How 博士和 Ong Lue Ping 博士，很幸运能在一个鼓励成长和创造力的环境中工作。这本书的出版得益于他们对我的支持和信任，他们为患有中至重度强迫症的儿童和青少年提供临床服务，对此书的编写工作帮助很大。

感谢 Elna Yadin 教授一直以来的指导，感谢她仔细阅读本书后提出的宝贵意见。

感谢英国儿童和青少年强迫症服务中心为强迫症患者提供的指导和监护。

感谢我的同事、强迫症团队和医院的同仁，感谢你们的支持和鼓励，帮助我出版本书，并全力奉献给 OCD 计划和我们的患者。

感谢出版公司（World Scientific）的 Joy Quek 女士和 IMH 的 Leow Liting 女士，感谢你们在管理和编辑工作中给予的所有支持和帮助。没有你们，这本书将无法顺利出版。

最后，将这本书献给年轻而勇敢的强迫症战士们。在做治疗师的那几年里，我有幸与你们共同战斗，没有与你们的相遇，我不可能出版这本书。感谢你们教会我坚韧、感恩和永不放弃。

答应我，一定记得：你比你相信的更勇敢，比你看起来更强大，比你想象的更聪明。（克里斯托弗·罗宾对小熊维尼说的话）

原著作者 Author

　　Haanusia Prithivi Raj 是新加坡儿童和青少年精神病学系（IMH）的高级临床心理学家。

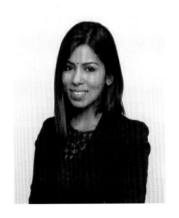

　　从莫兹利医院和伦敦国王学院临床学习回来后，Haanusia在新加坡建立了第一家儿童强迫症专科诊所。她服务于患有强迫症及其他情绪和焦虑症的儿童和青少年，还为公众和其他心理健康专业人员提供心理健康状况方面的培训和拓展项目。她喜欢旅行、烘焙和绘画，在空闲时间会教导弱势儿童。

　　任何读者都可以发邮件进行咨询，作者邮箱：Haanusia.pr@gmail.com。

郑重声明

由于医学是不断更新拓展的领域，因此相关实践操作、治疗方法及药物都有可能会改变，希望读者审查书中提及的器械制造商所提供的信息资料及相关手术的适应证和禁忌证。作者、编辑、出版者或经销商不对书中的错误或疏漏及应用其中信息产生的任何后果负责，关于出版物的内容不作任何明确或暗示的保证。作者、编辑、出版者和经销商不就由本出版物所造成的人身或财产损害承担任何责任。

译 序 Preface

强迫症在儿童中的发生率高，而且有明显增加的趋势。由于它以多种形式出现，有时表现隐匿，不易被发现，所以患病率往往被低估。强迫症常常因延误早期干预时机，而极大地影响儿童的身心健康，给患儿的家庭带来很多痛苦。家长介入的有效干预方法的普及，是我国强迫症儿童能够得到及时有效干预非常重要的举措，亟待实现。

本书配合图表，通过对儿童期强迫症的表现、干预方式及家长角色的形象化描述，让读者对这种疾病有所了解，更重要的是掌握有效的认知行为疗法（CBT）。本书通俗易懂，适用于所有关心儿童健康成长的人群去阅读，所以推荐给大家。

希望每个有不同程度强迫行为表现的孩子都能被科学对待！

陈艳妮

2022 年 7 月

前　言 Foreword

　　人们在任何疾病面前都是公平的，但强迫症尤其残酷，因为它可以取代一个人的思想，并伪装成理性的声音。患者明知强迫症具有侵入性，并不完全由他们自己的想法控制，但他们却不得不顺从，否则痛苦难以想象。然而，服从强迫症的命令也很痛苦，时间越久，越难坚持，最终使人衰弱。我们可以看到那些具有无限潜力和抱负的年轻人被强迫症裹挟，进而消沉，而他们的家人只能无助地看着他们的病情恶化。

　　本书是由 Haanusia Prithivi Raj 主编的一本易于阅读的精美手册，这本治疗手册融合了她多年所学的知识及其同事们总结的大量临床经验。此书借鉴了与强迫症患儿及其家属合作的经验，提出了有关强迫症最重要的信息及治疗工具。这些工具清晰易懂，易于使用，同时又以世界各地的最新研究和经验证据为基础，广受人们的青睐。

Elna Yadin 博士

焦虑症和强迫症专家

临床儿童研协会布林茅尔学院精神病学系

宾夕法尼亚大学佩雷尔曼医学院

2011 年，一项对 18 岁及以上的新加坡成年人的流行病学研究发现，每 33 个人中就有 1 个人患有强迫症。强迫症的患者平均需要 9 年的时间来寻求帮助，这意味着强迫症患者及其家属可能遭受了 9 年的折磨。新加坡对于儿童和青少年的强迫症认识不足，事实上高达 70％的成人精神疾病在儿童和青少年时期就已发病。

因此，强迫症的早期诊断及干预极为重要。迄今为止，IMH 的两个儿童指导诊所已发现数百名儿童和青少年出现强迫症或强迫症相关症状。结合临床经验，通过心理辅导、药物治疗或将二者结合，早期强迫症的治愈率高，并且可以取得良好的效果。治疗有效的儿童及其父母反馈：强迫症症状显著减轻的同时，家庭沟通、生活能力及家族成员间的关系也得到了改善。

大量研究证实了认知行为疗法（CBT）的有效性，它是治疗强迫症的金标准。然而，标准的 CBT 模型必须经过调整后才能适用于强迫症患者。这份 OCD 治疗手册专门为儿童编写，明确了儿童强迫症治疗的主要内容和先进技术。

我要祝贺 IMH 儿童和青少年精神病学系的高级临床心理学家 Haanusia Prithivi Raj 女士，她为患有强迫症的新加坡儿童和青少年提供了这本出色的手册。

Ong Say How 博士

高级精神病学顾问

精神健康研究所儿童和青少年精神病学系主任

虽然强迫症的症状普遍存在，但我们的儿童和青少年的确面临着无法满足新加坡竞争环境的教育和关系需求的特殊挑战，这可能会促使强迫症的发生和进展。因此，我们非常高兴这本针对性的强迫症手册最终出版，并提供给从业者和家长，以帮助儿童和青少年与强迫症作斗争。这本工作手册将是强迫症治疗过程中的宝贵伴侣。

Ong Lue Ping 博士

精神健康研究所首席临床心理学家和心理学系主任

感谢 Haanusia 女士，我终于战胜了强迫症。第一次来这里，我是痛苦、绝望和沮丧的。我也真切地感到无助，毕竟没有人可以感同身受。治疗后，我的生活恢复了正常，并感到更加幸福。此次治疗对我帮助很大，那些小事不再重要了。最重要的是，我知道我并不孤单。非常感谢！

女孩 A

13 岁康复患者

远离强迫症——你会更自由，更舒适，不再惶恐不安；你不会被强迫所束缚，你可以面对你的恐惧而不被强迫症阻碍。最终，你会获得幸福。

男孩 B

18 岁康复患者

3年前，我儿子第一次被诊断为强迫症。回想起来，那时的他总是害怕家人死去，或者有人受疾病或自然灾害的影响。他会向我们寻求安慰。他的仪式总是在晚上开始，但我们不知道那是强迫的一种。他容易焦虑不安和流泪。我们尝试理解、安慰，最后甚至通过吼叫来阻止他继续强迫自己。但我们并不理解他为什么必须向我们重复一些事情。为了防止他过于害怕和焦虑，我们决定加入他的仪式。我们十分担忧他的未来，并感到紧张和无助。

自从开始治疗强迫症以后，他的情况逐渐好转。虽然仍然有一些对强迫症的忧虑，但他已经学会了使用认知行为疗法（CBT）来控制强迫症的技巧。他取得的进步、效果，令人尤其欣慰。我曾经担心他会永远过着恐惧和焦虑的生活，一直需要我来指引他。然而，现在他已经能够面对自己的恐惧，为不受强迫症支配的生活而战。作为家长，我们通过CBT项目对强迫症有了更好的了解。我们学会了识别诱因、症状和强迫，我们也明白要减少对他的安慰，这样他才能学会处理自己的问题。

女士N

一名强迫症孩子的母亲

引 言 Introduction

这本书介绍了针对儿童和青少年(7~18岁)强迫症(OCD)的认知行为疗法(CBT)计划,它适用于被诊断为强迫症并计划开始接受CBT治疗的人。虽然强迫症会令人生畏、使人衰弱,但它可以被缓解,甚至完全消除。本书可一站式阅读(one-stop book),书中介绍了克服儿童和青少年强迫症的卓越而最有效的技术,旨在帮助强迫症患者及其家属和治疗师克服像"怪兽"一样的强迫症。

书中用14个课时(第1~4章)介绍了系统的方法,旨在能应用于所有强迫症患儿。本书还包括针对父母和抚养人的课程,以及提供给治疗师解决治疗中常见困难的注释和讨论(第5章和第6章)。

研究表明,包含暴露和反应预防(ERP)的CBT在儿童和成人治疗OCD中效果最佳。大多数人每周参加约14~18场CBT对抗OCD(有些人可能需要根据病情的严重程度及其他一些因素进行调整)。

Haanusia Prithivi Raj

强迫症患者及家属注意事项

本书旨在作为强迫症（OCD）儿童及青少年的认知行为疗法（CBT）手册，简单通俗的语言可以帮助你们更好地理解OCD。

各章内容是根据治疗课程中涉及的主题进行分类的。治疗师会根据你们的进展和动机来确定何时进入后续章节。也有一些特殊的章节介绍了治疗中可能会遇到的一些困难，包括为父母或抚养人提供的说明。

衷心希望本书可以解决你们的问题，并帮助你们过上没有强迫症的生活。

Haanusia Prithivi Raj

目 录 Contents

第1章
什么是强迫症?

第1课时

了解强迫症

强迫症（OCD）是一种影响着多达 3％ 的人口的疾病。这意味着，如果你的学校有大约 1000 名学生，则可能至少有 20~30 名患有强迫症。但是，强迫症在很大程度上是一种"无声"的疾病，人们通常不知道其他人是否患有强迫症，因为他们的外观和行为（大部分情况下）与其他人并无两样。强迫症是一种大脑疾病，这很难向没有强迫症的人解释。

强迫症到底是什么？

强迫观念

想法、图像、恐惧、怀疑和冲动是侵入性的（闯入你的头脑），往往没有意义

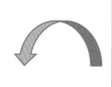

引起很多焦虑、不适或"不对劲"的感觉

暂时缓解

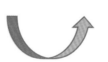

强迫行为

缓解焦虑或使感觉恰到好处的重复性行为或想法

许多年轻人都有一些常见的强迫观念：

❋ 对污垢、细菌和疾病的恐惧和担忧。

❋ 担心伤害自己或他人。

❋ 担心事物不对称或不整齐。

❋ 害怕失去。

❋ 侵入性思维。

❋ 担心事情向不可控的方向发展。

一些常见的强迫行为包括：

❋ 花很长的时间反复洗手或淋浴。

❋ 核对。

❋ 寻求安慰。

❋ 安排事情。

❋ 说单词或数数。

强迫行为还包括我们在头脑中所做的一些事情，这些事情是为了暂时缓解侵入性思维带来的焦虑：

❋ 默读或默默祈祷的一些精神仪式。

❋ 分心（想一些其他的事情只是为了帮助自己感觉更好）和回避。

❋ 调解（试图解释为什么侵入性思维不是那么糟糕或不正确）。

你有哪些强迫观念和强迫行为？

强迫观念	强迫行为

虽然强迫症没有特定病因，但多年来研究强迫症的学者们发现了一些增加强迫症发病率的危险因素：

- 家庭纽带。
- 大脑化学物质的不平衡。
- 对于不愉快的情绪过分担忧。
- 生活压力大。

> 研究表明，有一个家庭成员患有强迫症会增加其他家庭成员强迫症的发病率

> 一些大脑化学物质的失衡（或缺乏）可能是强迫症发展最重要的原因之一

重要的是要把注意力放在与强迫症的"战斗"上，进而减少那些会增加强迫症发病率的危险因素。任何人都可能发生这种情况，就像有人会因不新鲜的食物而吃坏肚子一样。但是，我们需要记住的是，强迫症是个"骗子"，经常让我们相信侵入性的想法是"真实的"。为了感到舒适，我们不得不进行"仪式"或强迫行为，否则无法缓解。

理解强迫症及其影响的一个好方法，是把它想象成一个怪物或一种病毒，它现在统治着你的大脑，让你思考各种各样的事情（持续不断），强迫你反复做动作，告诉你焦虑是一种不好的感觉。你所做的强迫行为就像这个怪物的食物，所以你做得越多，怪物就越强大。

另一种对待强迫症的方法，是把它看作大脑的一个小插曲 [该观点来自 John March 的《与 OCD 交谈》（*Talking Back to OCD*）]，或者把它看作一个只播送烦人想法的广播电台，当你处于强迫状态时，这些想法才会（暂时）停止。

外化强迫症

　　你必须认识到，你无需对强迫观念或行为承担任何责任。这是至关重要的，因为它可以帮助你专注于与强迫症持续作战，并让家人了解你的处境和难处。有时确实很难确定这些强迫观念或行为的界限。

　　强迫症是与生俱来的或者你的一部分，记住这一点的一种方法是给它起一个绰号，花一些时间想象它在你脑中的样子。

名字：

现在，让我们开始使用你起好的名字来应对强迫症。每当你谈论强迫观念和行为时，你和你的父母都可以使用该名称。

例如，"强迫症怪物"让我觉得桌子很脏；"大脑僵尸"告诉我要反复洗手。

如果用绰号来称呼强迫症看起来很愚蠢，你可以用它的临床名称"OCD"来称呼它，就像人们称流行性感冒为"流感"一样。一些孩子（和家长）可能也会发现，很难辨别或理解哪些想法和行动是他们自发的，哪些是强迫行为。下图展示了一种识别强迫症的简单方法：

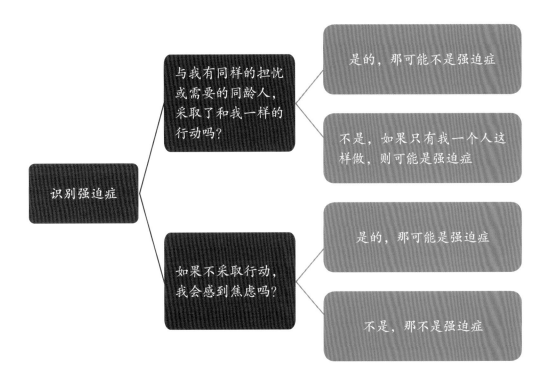

　　识别你的强迫行为，并通过使用你想出的绰号来标记强迫症想要你做什么，以此来练习外在化行为。下面是指导你如何做到这一点的一个例子。

日期	时间	强迫行为
1.17	早上 9:00	OCD 怪物要我刷牙 21 次

强迫症是一种神经心理疾病，属于焦虑症的范畴。它的特点是常常有无意义的侵入性想法、图像、恐惧或冲动，这会引发焦虑或不适（称为强迫观念），重复性和非理性行为（称为强迫行为）。强迫可以表现为外显的（可观察到的）行为，如洗衣服、打扫卫生、数数，也可以表现为隐蔽的行为或精神仪式（分散注意力、心理暗示）。

强迫症有多种形式，范围从轻度到重度。侵入性的想法或冲动往往会引起极大的痛苦，使患者进行过度的强迫行为。它会影响或限制患者的日常工作，有时会导致其他情绪状况，如抑郁。这不是任何人的错。0.25%~4% 的儿童和成人都可能表现出强迫症症状（Heyman，2003）。虽然我们不知道强迫症的直接原因是什么，但一些因素的确增加了患强迫症的风险：

焦虑气质

有焦虑气质的孩子患焦虑障碍的风险更高。

遗传因素

虽然尚未明确鉴定出导致强迫症的特定基因，但研究表明，在某些情况下，基因确实在强迫症的发展中发挥了作用。儿童期强迫症倾向于家族遗传（有时与抽动障碍等其他疾病有关）。父母患强迫症时，孩子患强迫症的风险略有增加，但这种情况并不常见。当强迫症在家庭中传播时，强迫症的一般性质似乎是遗传的，而不是特定的症状。因此，当一个孩子表现出检查冲动时，他的母亲可能会有强迫性清洗行为。

脑化学因素

研究表明，强迫症涉及大脑前部（眼眶皮层）和更深的结构（基底神经节）之间的连接问题。这些大脑结构需要化学信号血清素，而血清素水平不足与强迫症的发展密切相关。

令人难过的是，一些父母可能会因为孩子的强迫症而自责，或者怀疑是自己做错了什么才导致孩子患强迫症。但孩子患有强迫症并不意味着父母失职，重要的是集中精力帮助孩子从强迫症中康复。

　　强迫症是可以治疗的，最近的证据表明，早期治疗效果可能更好。强迫症的推荐治疗方法是认知行为疗法（CBT）。选择性血清素再摄取抑制剂（SSRI）对一些患儿也有治疗效果。有时，根据孩子强迫症的严重程度，治疗小组会建议 CBT和药物联合治疗。

认知行为疗法（CBT）是一种通过改变人的思想（在这种情况下指强迫症）和行为来改变情绪的疗法。

儿童和青少年的 CBT 通常是短期治疗（即 6~20 个疗程），重点是教他们及其父母特定的技能。CBT 与其他许多治疗方法的不同之处在于，它关注的是一个人的认知（即思想）、情绪和行为之间的联系方式，以及它们如何相互影响。

CBT 中涵盖的一些重要主题包括：

• 心理教育——学习强迫症及其原因。

• 焦虑、身体症状和学习新技能。

• 暴露和反应预防（ERP）。

暴露是基于这样一个事实：长时间接触恐惧的事物后，焦虑感通常会自行下降。因此，被细菌困扰的人要求与带有"细菌"的物体保持接触（如触摸钱币），直到他们的焦虑消失为止。患者的焦虑症状在反复接触后会减轻，直到他 / 她不再害怕接触。为了使"暴露"发挥出最佳的治疗效果，它们需要与反应或仪式预防（RP）结合使用。RP 鼓励患者将自己暴露于痛苦的事物或思想中，尽量不进行仪式，例如，那些对细菌有过多担忧的人不仅必须与"细菌性的东西"保持接触，而且还必须避免仪式化的清洁。

我们在治疗中做的最重要的事情之一，是教会孩子所有关于强迫症的知识，并将其"外化"。外化有助于将治疗的焦点指向强迫症，将其作为确定的问题（并有助于减少对"怪异"的指责和内疚）。

父母也可以通过使用相同的绰号来标记孩子的行为或识别他们的强迫症行为，从而帮助孩子更好地外化。

例如，今天"OCD 怪兽"似乎想让你多洗手；"病毒"让你反复问我是否爱你。

虽然有一个强迫症的孩子会让其他家庭成员非常劳累和紧张，但请记住，你的孩子并不是故意刁难你，而是此时他 / 她无法抵制这些侵入性想法和强烈的强迫冲动。

尽量不要责怪或生孩子的气，他／她并不想让你发疯或者把你逼疯。相反，你可以把你的挫折和沮丧指向强迫症，当然也要记得认可孩子与强迫症的战斗。

例如，OCD 今天真的让你很痛苦吗？你一定对"烦恼虫"感到沮丧吧！

虽然看到孩子与强迫症做斗争往往是非常令人沮丧和悲伤的，但请始终支持他／她，不要试图阻止或挑战他／她的习惯。你的孩子需要知道，在强迫症的问题上，你是站在他／她这一边的，而且你只是还没掌握对抗强迫症的必要技能。

在接下来的课程中，我们将探讨父母或监护人可以采取哪些措施来帮助孩子减少强迫。

课程目标

孩子：

- 建立融洽关系。

- 对强迫观念和强迫行为进行心理教育（用孩子自己的例子来解释强迫观念和行为）。

- 回顾导致强迫症的原因。

- 讨论强迫症的外化。

- 讨论布置作业的原因。

- 布置作业。

家庭参与：

- 提供强迫症心理教育。

- 解释治疗计划和疗程形式。

- 讨论强迫症的外化。

- 向家长介绍家庭作业，并安排任务。

第2章
强迫症与焦虑的关系
第2课时

强迫症用来逼迫或指挥我们的主要武器是我们的焦虑。它告诉我们焦虑是负面情绪，需要立即彻底消除。因此，我们很难不把它看成是消极的。

然而，焦虑或痛苦是人类非常普遍和重要的情感！你还记得曾经感到非常紧张或害怕的时候吗？那可能是你处于危险之中。例如，如果你溺水或被一只凶猛的狗追赶，这种情况下的焦虑会有助于提醒我们注意危险并保护我们的安全。

你能想到焦虑或痛苦对我们有什么其他的帮助吗？

什么是焦虑？

　　焦虑是我们大脑和身体的一个预警系统，当我们处于危险的情况下，它会提醒我们，以确保我们安全。对我们来说，拥有这个预警系统是很重要的，它能帮助我们在遇到危险时知道该做什么。想象一下，如果我们没有这个预警系统，生活会是什么样子（尤其是在人类还生活在环伺着危险动物的洞穴中时）？

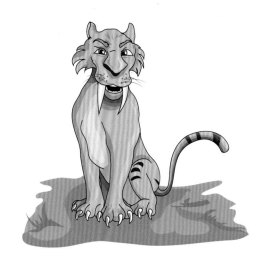

　　我们可能会经常出现在动物的晚餐菜单上！

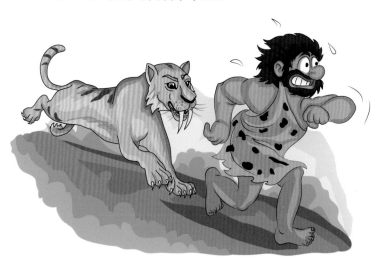

为了确保人类不会灭绝，大脑进化出焦虑作为一种预警系统，帮助我们保持安全！

焦虑是如何工作的?

当我们面对危险的事情（如恐怖或危及生命）时，大脑中的杏仁核就会启动。杏仁核是负责我们情绪和生存本能系统的一部分，它给我们的身体提供能量，向肌肉输送额外的氧气和肾上腺素，使我们更强壮，能更快地逃跑或更好地战斗。这就是所谓的战斗或逃跑系统，它在危险情况下很有用，但杏仁核像烟雾报警器一样，不知道如何区分真实和虚假的危险（例如，真火的烟雾或香炉的烟雾）。

强迫症"利用"这个机会欺骗杏仁核，使其认为存在真正的危险，而事实并非如此。例如，强迫症让我们认为触摸水槽会使我们瘫痪；或者如果我们不说某个特定的短语，有人可能会死亡。在大脑不知道的情况下，它打开了焦虑的大门，这使我们感到不舒服，从而驱使我们想要采取行动（强迫）以减轻压力。

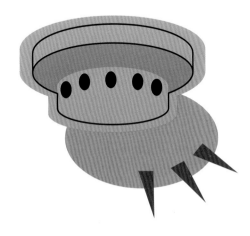

当您感到焦虑时，可能会有以下症状：

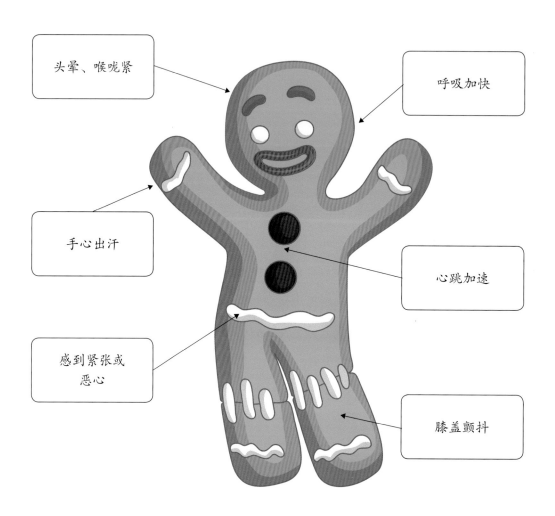

头晕、喉咙紧

呼吸加快

手心出汗

心跳加速

感到紧张或
恶心

膝盖颤抖

以下是对焦虑时身体所发生变化的解释：

当你的呼吸从正常的缓慢深呼吸转变为快速浅呼吸，这样就会更快地向你的肌肉输送更多的氧气。你可能会感到头晕或脸红。

你的心脏跳动更快，使氧气遍布全身，你能感到心跳加速。

当含氧血液被泵入你的肌肉时，它们可能会紧绷。

你的身体正在做的这些额外工作可能会让你感到温度过高，所以身体通过出汗（有时是大量出汗）来降温。

你的消化系统（胃和肠道）会"关闭"（只是暂时的），这样身体可以集中精力为你的肌肉产生更多的能量。你可能会感到反胃或紧张，甚至想上厕所。你的喉咙也会紧绷，以阻止你吃东西！

http://www.heysigmund.com/anxiety-in-kids/

当我们焦虑时，身体的变化对保证我们的安全起着重要的作用。然而，当一个人患有强迫症时，会触发杏仁核，甚至被那些非危险性事情激活，例如你的侵入性想法。然后，强迫症会欺骗我们，强迫我们去"摆脱"焦虑。

焦虑测量计

如你所知，不同的情况会导致不同程度的焦虑，有些事情使我们更焦虑。使用下面的量表，让我们找出一些能引起不同程度焦虑的情况。

"0"表示最放松、完全不焦虑的状态，而"10"可能是你感到最焦虑的状态！

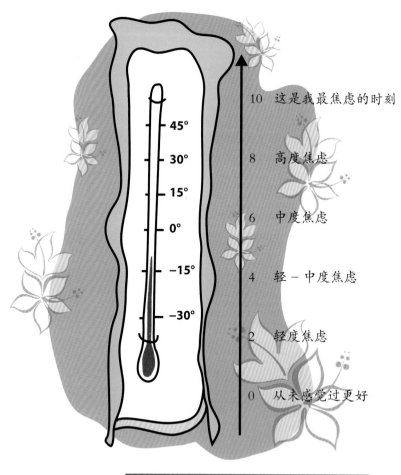

治疗师提示：使用非强迫症的例子

焦虑的真相

现在我们知道，焦虑并不是一件危险的事情，就像所有情绪一样，它会随着时间的推移而缓解和消散。这个过程就是习惯化，指的是我们的身体会随着时间的推移适应特定的感觉。

例如，你在大热天跳进一个非常冰冷的游泳池里，如果你在游泳池里呆足够长的时间，你的身体就会迅速适应冷水。

当我们不断地面对自己的恐惧，并认识到一些我们以前认为危险的东西并不危险时，恐惧就消除了。我们在治疗中模仿了这个思路，并了解到当我们逐渐面对强迫症恐惧时，知道它并没有那么可怕，我们的焦虑也会随着时间的推移而减轻。

你曾经对某件事感到害怕或紧张，但现在你是否不再有同样的感觉了？

例如，在游泳池里游泳对我们很多人来说都是很可怕的。然而，通过坚持不懈地练习，我们学会了享受游泳，不再会因恐惧而瘫软。克服焦虑的唯一（也是最快的）方法是直面我们的恐惧，而不是回避或阻止它们。当我们回避恐惧时，就无法掌握或消除恐惧。相反，你又增加了一次失败的经历和一个证明你无法掌控恐惧的证据。

同样，与强迫症作斗争时，我们使用消除和掌控恐惧的原则来帮助我们的大脑了解侵入性思想只是思想，即使它们引发了焦虑，我们也无须为此做任何事情。我们逐渐敢于面对恐惧，并认识到尽管恐惧令人不安，但它还不是世界末日，我们积累证明我们有能力应对的证据。事实上，当我们反复面对恐惧时，我们就能掌控它。掌控会减少失败的概率，从而减少过度担忧的必要。

当我们感到焦虑时，例如，在众人面前讲话或表演时，我们内心的焦虑感往往会迅速上升，这几乎让我们觉得根本无法完成这项任务。

如果我们坚持面对（或追寻）恐惧，我们将获得一些非常重要的经验：

（1）即使你什么都不做，焦虑也会及时减少。

（2）令人担忧的结果并不是那么糟糕，或是根本没有发生。

提示：我们重复的次数越多，消除和掌控恐惧的速度就会越快！

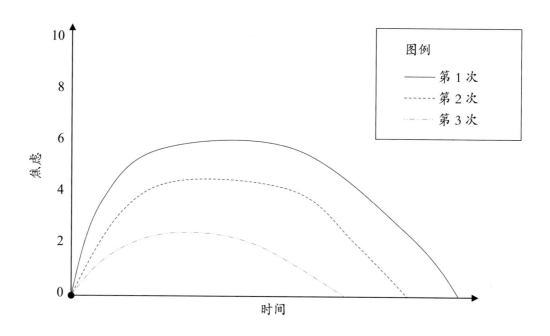

我们越是直面恐惧，焦虑就会越早消散。同理，我们不断地、持续地面对恐惧，并了解到不是引发焦虑的所有事物都是危险的，或者是什么大问题。

这有助于我们打破逃避的循环模式，尽管面对恐惧并不容易，但它必将为我们提供更好的生活，可以让我们摆脱让人衰弱的焦虑。

我们将学习用来对抗强迫症的主要工具——暴露和反应预防（ERP），ERP 是一种可以解决强迫观念和行为的治疗方法。

强迫症常常使我们感到恐惧和焦虑，并做出不必要的行动和仪式。在 ERP 任务中，我们学会面对恐惧，做那些强迫症让我们感到害怕的事情，并发现其实没有什么好害怕的！

ERP 任务还提醒我们，焦虑会习惯化或消失，我们无须采取任何行动（强迫）来降低焦虑。

如前所述，我们将逐渐面对强迫症，这个过程是循序渐进的。你的治疗师也会帮助你学习更有用的技能并准备更多的工具来对抗强迫症！

第 2 章 强迫症与焦虑的关系

课程目标

孩子：

- 正视焦虑。

- 对焦虑经历进行心理教育。

- 设置焦虑测量计。

- 回顾焦虑的生理症状。

- ERP 心理教育。

- 布置作业（如有）。

第3章
摆脱强迫症——
策略和计划

第 3~4 课时

了解强迫症循环

正如我们之前所说，强迫症通常会诱使我们对并非真正危险或恐惧的事物感到害怕和焦虑，例如，想到灰尘或非常规事物。强迫症还欺骗我们必须采取强制措施，否则焦虑不会消失。

强迫是我们为了摆脱强迫症所造成的焦虑而采取的行动。它可以是清洁、检查、整理和数数之类的行为。强迫也可以在精神层面进行（这就是为什么它们被称为"精神强迫"），例如在脑海中说出某些短语或单词，使用某些图像或记忆来分散自己的注意力，使用逻辑进行中和，甚至避开某些地点、人物或事物。

强迫症循环解释了强迫症是如何让我们陷入强迫观念和行为的。当有一个侵入性的想法导致你感到焦虑或极度不适时，它就开始了。为了摆脱这种不适感，你需要强迫自己暂时减轻焦虑。然而，当侵入性的想法或强迫观念再次浮现在脑海中时，你发现自己会做更多的强迫行为来让自己感觉更好。这就是强迫症循环或称为"强迫症陷阱"。

在不了解强迫症发病机制的情况下，与强迫症斗争可能是艰难和令人困惑的。强迫症患者通常认为，如果不进行强迫行为，他们就会面对可能发生的风险。通常情况下强迫症会告诉他们，如果不执行强迫行为，他们的担心就会成真，或者他们的担忧就不会结束！这就是为什么患有强迫症的人很难证明自己的信念，并很难认识到他们的担忧将在没有强迫的"帮助"下消失。

请参考下图了解其工作原理：

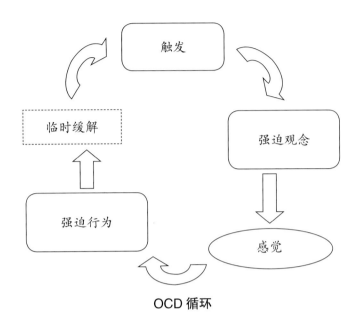

OCD 循环

让我们来看一个例子：

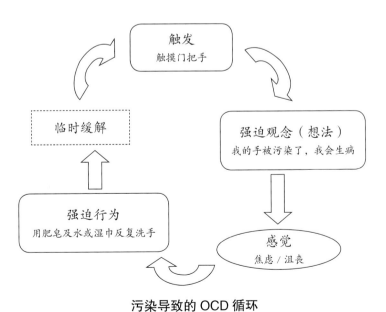

污染导致的 OCD 循环

设置强迫等级

让我们进一步了解你的 OCD 强迫等级（如果你愿意）。这是一份强迫列表，它按照你停止或改变它们时的焦虑程度排列。你可以用你在第 2 章中使用的"焦虑测量计"来评估对每种强迫的焦虑程度。

你的强迫症清单上会有多种不同类型的强迫，焦虑程度也不尽相同，从轻度（0~3 级）到中度（4~7 级），再到高度（8~10 级）。使用下表列出你不进行强迫行为时的强迫和焦虑等级。

强　迫 问题：当你不进行某种强迫行为时，你有什么感觉？	焦　虑 （0~10 级）
例如，在家上完厕所后不洗手	6

强 迫 问题：当你不进行某种强迫行为时，你有什么感觉？	焦 虑 （0~10 级）

第 3 章　摆脱强迫症——策略和计划

强　迫 问题：当你不进行某种强迫行为时，你有什么感觉？	焦　虑 （0~10 级）

使用暴露和反应预防对抗强迫症

暴露和反应预防（ERP）是对抗强迫症最有效的工具之一。"暴露"意味着直面你对强迫症的恐惧，并让焦虑情绪自行消失。无论你的恐惧是来自物品、地点、人，还是思想，你都需要面对它。"反应预防"是指在面对强迫恐惧时，不进行任何强迫行为。这不仅包括不进行任何行为上的强迫（如清洁、检查或数数），还包括精神上的强迫，如说一个短语、祈祷、分心或推理强迫症的原因。重要的是，坚持完成你的暴露任务不做任何强迫，尽管这可能很困难！然而，随着时间的推移和规律的练习，对抗强迫症会变得更容易和易于控制。

根据你的强迫等级，我们现在可以开始与强迫症战斗！你的治疗师将依据强迫等级帮助你选择具有反应预防功能的强迫症暴露物，以便进行第一步的治疗。选择处于"低"焦虑等级的任务会很有帮助，这样可以更轻松地面对恐惧，也更有可能成功。治疗师会指导你完成第一个暴露任务，并在执行任务时检查焦虑水平。一旦习惯了进行指导性暴露并获得成功之后，你还将学会自己设置暴露以继续在家中与强迫症对抗。

治疗师注意事项：

有关逐步指导，请参见第 49~51 页。

重要的是，你的 ERP 任务必须同时包括暴露和仪式预防两部分，这样才能很好地进行。对于那些害怕从钱币上感染细菌的人来说，ERP 任务的一个例子是触摸"脏"钱币，然后不清洁手就用手拿饼干吃。

记录表和作业计划表将有助于你记录焦虑的变化。

设置第一个 ERP 任务

开始之前，为自己能在与强迫症的斗争中走到现在，给自己一个鼓励吧！现在你已经知道了强迫症是如何起作用的，是时候通过 ERP 来积极地摆脱它了。

在不引起强烈焦虑的任务上启动你的 ERP 很重要（焦虑程度在 3~4 级最理想）。

回顾一下平时的强迫行为有哪些，以及你将如何面对恐惧。

完成让自己感到焦虑的暴露任务。如果有帮助，你可以评估自己的焦虑程度。

注意你的焦虑程度是如何及时降低的。

请记住，你的焦虑程度最终会下降，请耐心等待并注意不要进行其他任何仪式或强迫行为（如分心、中和等）！

重复这个暴露任务（包括在训练过程中和家庭作业中时），直到焦虑程度低至 1 或 2 级。练习暴露和面对恐惧的次数越多，你对强迫症的控制就越强，并且随着时间的推移，管理它也会变得更容易。

一旦能够以最小的焦虑完成暴露任务，就可以继续进行强迫等级列表中的其他任务，对这些任务重复相同的过程。

使用第 27 页的示例，让我们看看如何设计 ERP 任务：

强迫观念：害怕门把手上的细菌使人生病。

强迫行为：反复洗手。

首先通过简单的等级划分，我们评估了在进行暴露时的焦虑程度：

任　务	焦虑程度（级）
触摸门把手，先用一根手指，不要洗手或清洁	3
用几根手指触摸门把手	4
用一只手触摸门把手	5
触摸门把手并吃饼干	5

我们从焦虑程度最低的任务开始，当这个任务可以完成时，我们就逐渐进行焦虑程度更高的任务。在进行 ERP 任务时，注意不要进行任何其他强迫或仪式来降低焦虑是很重要的。

你可以和你的治疗师一起探索在课堂中能做什么任务，并把它作为家庭作业。你练习得越多，就越能把强迫症怪物赶走。

使用 ERP 记录表（你可以复制更多）来完成你课堂和家庭作业的 ERP 任务。

ERP 记录表

日期	我的 ERP 任务	焦虑程度 （0~10 级）
1.22	例如，触摸订书机而不洗手	4

在家继续战斗

与你的治疗师一起设置家庭作业，这样你可以继续在家中与强迫症作战。确定你想处理的强迫（你可以继续在治疗过程中进行的 ERP 任务）。

请按照以下步骤继续在家进行练习。 你可以使用后表记录分数，以便跟踪分数的变化。

- 评估你在进行暴露和不执行强迫时的焦虑程度（使用焦虑测量计来帮助你评估）。
- 确定你的家人或同伴可以做什么来帮助你，或者你是否有任何应对方式可以用来进一步激励你自己。
- 进行"暴露"任务，让自己去感受焦虑。如果有帮助，可以及时评估你的焦虑程度。
- 记住，你的焦虑水平会下降。耐心点，不要执行任何其他仪式或强迫行为（如分散注意力、中和等）！
- 每天多次重复这个任务，直到它不再给你带来焦虑。

ERP 记录表

日期	我的 ERP 任务	焦虑程度 （0~10 级）

课程目标

孩子：

- 回顾之前的课程和家庭作业。

- 列出强迫症清单。

- 回顾强迫循环，让患者提出自己的例子。

- 认知行为疗法（CBT）的心理教育。

- 对抗强迫症的工具：设置强迫等级。

- 对抗强迫症的工具：使用 ERP 对抗强迫症。

- 设置家庭作业。

家庭参与：

- 对父母进行强迫症循环和 ERP 任务的心理教育。

- 更新家长的任务，并设置新的任务。

第 3 章　摆脱强迫症——策略和计划

第4章
持续与强迫症
作斗争
第 4~12 课时

持续与强迫症作斗争

记住，你实施暴露和反应预防（ERP）的次数越多，越能更好地与强迫症和焦虑作斗争。事实上，你甚至可以一天实施多次，直到再次做相同任务时不再恐惧。

持续与强迫症作斗争时，你会发现，当暴露于相关事件时即使不执行强迫行为或思维，焦虑水平也会下降。使用焦虑测量计来度量强迫等级，如果有新的强迫症状困扰你，把它们也添加到列表中，这将有助于识别新的强迫症状和更好地监测症状减轻程度。

进展回顾

到目前为止，你已经运用 ERP 与强迫症进行了多次对抗，也熟悉了整个流程。应用 ERP 和其他即将学到的工具，可以减少强迫症对你的影响。然而，最勇敢和最强壮的战士也会遇到困难，特别是当遇到强迫症这类非常棘手的对手时。我们将与你的治疗师讨论治疗中遇到的障碍（见第 5 章）。

正如前面提到的，与强迫症的斗争是逐步完成的。基于你的焦虑水平（强迫等级），我们不断提出挑战并解决问题。一旦你和治疗师（甚至家人）发现你出现了新的强迫症状，就必须继续实施 ERP，直到你的焦虑不再那么令人不安或者完全消失。必须注意，在实施 ERP 时，不要做其他任何缓解焦虑的行为（包括分散注意力或宽慰自己等精神活动）。

家人和看护者在对抗强迫症中的作用

在与强迫症的斗争中，看护者或家人的理解和支持非常重要。你希望家人通过哪些方式来帮助你对抗强迫症？

以下是家人/看护者可以提供帮助的方式：

- 外化问题：提醒是强迫症，而不是你自己想实施强迫行为。

- 解决问题：找出不同的方法来对抗强迫症，尤其是当你陷入困境时。

- 激励：当你成功战胜强迫症时，给予表扬和奖励，同时提醒你不能放松警惕。

- 不参与你的强迫行为：有时候强迫症促使你让家人参与强迫行为来缓解你的焦虑。表现为寻求确认（例如，通过询问父母来减轻你的焦虑），或让他们执行某些强制规则或行为（例如，不允许父母碰触某些东西或只能穿某些衣服）。

在治疗师的帮助下，家人可以慢慢减少他们的妥协（"妥协"一词指你的家人屈服于你的强迫症）。你也可以把它纳入你的强迫等级中。

制定并实施 ERP 计划

对抗强迫症并不是一件容易的事，即使有时候事情似乎并没有好转，但一定要坚持下去。强迫症还很"狡猾"，所以你可能会意识到当一些强迫症状消失时，会有一些新的强迫症状出现。基于你的强迫等级，让我们继续用 ERP 与强迫症作斗争。

在实施 ERP 时，一定要记住以下几点：

- 基于恐惧度去选择 ERP 任务，而不是基于强迫内容或形式。例如，当焦虑水平为 4 级时就运用与该等级相匹配的 ERP 任务，而不是选用适用于等级为 5 级、6 级或更高的任务。

- 坚持不懈地实施 ERP（坚持多次实施！）

- 当我们经常面对恐惧时，就能战胜恐惧、消除焦虑。实施 ERP，直到它不再会给你带来明显的不适。

- 循序渐进，与强迫症斗争时要有耐心。记住，战争不是一夜之间就能赢的。根据强迫等级选择合适的任务。只有当你能轻松应对较低等级的焦虑时，才能开始应对更高等级的焦虑。

- ERP 必须同时包括暴露和反应预防。注意在 ERP 任务中必须包括暴露（你害怕的东西），而且不能仅仅是形式上的预防。不清洗和回避刺激物是形式上的预防，在克服强迫症方面效果并不好。暴露包括面对你真正害怕的东西，无论是真实面对（现实）还是通过想象（想象物）。

ERP 记录表

日期	我的 ERP 任务	焦虑水平 （0~10 级）

基于强迫等级，持续运用 ERP 与强迫症作斗争。治疗师有时也会通过检查你的焦虑水平来评估对抗强迫症的进展。

在记录表上标出一些强迫症状，加上一些新的（或最近刚注意到的）强迫症状，这些都是正常的。

使用接下来的几页家庭任务执行情况记录表来帮助你完成任务。

治疗师也会运用 ERP 让你直面强迫思维（更多信息请参阅 49~50 页），这个过程叫"想象暴露"。研究表明，对抗和摆脱强迫症的最好方法是通过想象暴露和现实生活（实物）暴露相结合。这和你之前做的 ERP 任务没有什么不同，但现在你可能会被要求去直面你的强迫思维和恐惧，让这些强迫思维和恐惧充斥你的脑海，但不要执行仪式或强迫行为。

治疗师需注意：

　　需要特别注意，想象暴露经常会引起更严重的焦虑，所以不要太早开始此类尝试。

小结：设置 ERP 任务

- 选择一项你可以胜任的任务或采用治疗师建议的任务。

- 执行暴露任务，让自己感受焦虑。如果可以，给自己的焦虑水平打分。

- 注意你的焦虑水平是如何随着时间降低的。

- 记住，只要有耐心，你的焦虑水平最终肯定会下降。注意在此过程中不要有任何其他仪式或强迫行为出现（如分散注意力、中和等）。

- 重复暴露任务（无论是在治疗室还是家中），直到焦虑水平降至 1 或 2 级。你暴露并面对恐惧的次数越多，你就越能控制强迫症，而且随着时间的推移，控制强迫症也会变得越来越容易。

ERP 记录表

日期	我的 ERP 任务	焦虑水平 （0~10 级）

在家中如何协助孩子完成 ERP 家庭任务？

虽然治疗是在医疗机构进行的（孩子在医疗机构接受治疗师治疗的情况下），但实际上大部分与强迫症的斗争是在家中发生的。

这就是 ERP 家庭任务如此重要的原因。

治疗师会为孩子挑选一个适合在家中做的 ERP 任务。做 ERP 任务需要孩子面对自己的恐惧，然后做强迫症希望他 / 她做的相反的事情。

例如，ERP 任务：触摸硬币，强迫症使孩子认为这种行为是脏的，如果不洗手会生病。

你能做什么？

1. 提醒孩子他 / 她的家庭任务是什么（提前与治疗师商量）。
2. 鼓励孩子执行他 / 她的 ERP 任务。例如，鼓励孩子触摸硬币（暴露），并克制自己不去洗手（仪式预防）。
3. 让孩子评估他 / 她的焦虑水平（焦虑测量计可以提供帮助）。
4. 等待孩子的焦虑减轻，观察如何通过重复使这个过程变得越来越容易。

你还可以做

1. 提醒孩子专心于此项任务，不要有任何其他行为（包括强迫行为）*。
2. 温和地提醒孩子不要分散注意力，要继续（如果可以的话）去想他 / 她害怕的事情（想象暴露）。例如，在触摸硬币的时候，让孩子继续认为他手上有细菌。

3. 在等待孩子焦虑减轻的过程中，不要给予安慰。

- 不要安慰孩子这没有什么可害怕的，也不要解释为什么害怕是无意义的。你可以注意他们的焦虑水平，并鼓励他们在与强迫症的斗争中做得很好。

---

* 注意：

强迫症状是指为了减轻焦虑而采取的重复动作、思维或想象。它们可以是明显的行为，如清洗、检查、说一些词或短语、数数等，也可以是隐蔽的行为，如精神仪式、分散注意力、自我安慰等。

如果孩子不积极与强迫症作斗争，我该怎么办？

非常遗憾，这种情况比我们想象的还要普遍。不积极对抗强迫症的原因有很多，例如，强迫症对他们的生活影响不大，对病情和治疗计划缺乏了解，害怕面对他们恐惧的不良后果等。

下面一些步骤可以帮助增加孩子对抗强迫症的积极性：

- 了解更多关于强迫症的知识，教孩子识别他/她的强迫症状。你也可以分享一些导致强迫症的因素，并向孩子强调不会因为患有强迫症而受到大家的责备。
- 外化强迫症的症状。
- 团结其他家庭成员来识别和对抗强迫症，这样孩子在与强迫症的斗争中就会得到支持。
- 与学校合作，为孩子提供临时住宿和安排，以帮助他们控制强迫症状。
- 在实施 ERP 家庭任务时给予奖励（特别是对年幼的孩子）。

课程目标

孩子：

- 回顾之前的治疗和家庭任务。

- 回顾强迫等级。

- 制定新的 ERP 任务。

- 制定新的 ERP 家庭任务。

- 其他工具：对抗强迫症的有益声明。

家庭参与：

- 对家长进行关于 ERP 的教育：例如，在实施 ERP 期间该做什么，不该做什么。

- 更新父母的家庭任务。

ERP 是强迫症认知行为疗法（CBT）的重要组成部分之一，ERP 最好的形式是现实暴露和想象暴露相结合。

ERP 的重要组成部分

- 现实暴露（即现实生活中的暴露）：

触发患者强迫思维的状态，可以是物体、情境，甚至是文字的形式。

例如，让患者先触摸地板，然后再吃饼干，从而引发对细菌或者生病的恐惧。从低焦虑水平任务到高焦虑水平任务，所产生的恐惧等级也不同。

- 想象暴露：

要求患者去想象那些令人痛苦的想法或情形的细节，这尤其适用于无法在现实环境中重现暴露任务的情况（例如，害怕感染艾滋病，或者总是出现与陌生人发生性关系的想法）。重要的是解决患者在想象暴露中的核心恐惧，与现实暴露一样，执行想象暴露的任务也必须循序渐进。

在想象暴露中编写脚本是一项需要培养的重要技能。治疗师需要帮助患者识别其核心恐惧，并在想象暴露中呈现最糟糕的情形。治疗师还要帮助患者完全参与到想象暴露的任务中，但不能出现任何强迫症状。

设置一个想象暴露任务

1. 识别患者的核心恐惧（通过"如果不执行强迫，会发生的最糟糕的事情是什么"等问题来实现）。

2. 编写一个故事，关于患者没有听强迫症的话，也没有执行强迫行为，最坏的情形是如何发生的。

3. 最好先让患者自己提供脚本，然后治疗师提出建议并修改脚本以匹配焦虑水平。

4. 脚本完成后，让患者大声或默读几遍。对脚本进行录音，并在对应的现实暴露时播放，这样可以获得最大的效果。例如，患者想象自己在使用公共厕所后没有充分洗手而感染了艾滋病，并最终死于这个疾病。

- 仪式预防：指患者克制自己做他们认为可以防止恐惧事情发生或减少痛苦的

强迫行为（例如，在触摸门把手后过度洗手）。仪式预防帮助患者检测他们的信念，并在不执行强迫行为的情况下体验到焦虑和痛苦的减少过程。

- 复盘：讨论患者在 ERP 过程中或之后的经历，以及这种经历如何证实或推翻患者的期待。例如，你触碰了地板，大约 1 个小时没有洗手：你的痛苦程度和 1 小时前一样高吗？你想洗手的欲望有多强烈，欲望减轻了吗？你从这次经历中学到了什么？

设置 ERP 任务

1. 在开始 ERP 之前，确保孩子了解强迫症循环的原理、习惯化和消失的概念，以及 ERP 的原理。如果孩子不理解这些概念，多进行几次心理教育，并花时间增加他 / 她对抗强迫症的积极性。
2. 和孩子一起选择一个焦虑水平不太高的任务（从 3 ～ 4 级的焦虑水平开始比较合理，使用焦虑测量计来测量他 / 她的焦虑水平）——我们应该鼓励孩子与强迫症战斗，并尽量在第一次与强迫症对抗时有一个好的体验。
3. 回顾 ERP 是如何完成的——实施任务，等待焦虑减轻，不执行任何强迫行为。

执行 ERP 任务

1. 一旦选定了任务，就鼓励孩子集中注意力完成，并尽量不要给予安慰性确认。
2. 留心观察孩子是否有精神上的仪式行为或其他强迫行为（分散注意力和中和思想也属于强迫行为）。
3. 在等待焦虑减轻的时候，尽量不给予安慰性确认和鼓励性话语。可以帮助孩子，但要时刻注意方法是否正确（特别是刚开始实施 ERP 时，要注意不要用太多的确认来强化强迫症）。

4. 鼓励孩子同时进行现实和想象暴露，以获得最大的效果。虽然这样可能会增加焦虑，但有助于减少孩子执行其他强迫形式（这将助长强迫症）的概率，并增加对恐惧的掌握度。

5. 警惕焦虑水平迅速下降（例如，在几分钟或几秒钟内从 5 级降到 1 级）——可能意味着孩子出现了其他强迫症状。

注意不要仓促完成 ERP 任务，因为习惯化和消失都需要时间。与强迫症作斗争就像酗酒者戒酒——突然戒掉并没有好处。计划好任务，预料到某些情况会反复出现，并保持斗志持续与强迫症作斗争。ERP 需要包括暴露（孩子恐惧的事物），然后不执行仪式。只关注仪式减少的治疗（仪式预防）对减轻强迫症状并没有帮助。

第5章
实施 ERP 时可能会遇到的障碍——怎样解决？
第 4~12 课时

治疗中的障碍

对抗强迫症就像攀登一座高山，你需要强大的力量、持久的毅力和一定的技巧，来绕过困难及可能出现的困境。在本章中，我们将讨论治疗强迫症时可能遇到的一些困难。下面的一系列问题是之前认知行为疗法（CBT）课程中发现的困难的汇总。

1. 我太害怕了，不敢开始 ERP，因为一想到要面对恐惧我就害怕，我该如何进行治疗？

害怕面对强迫症和恐惧是一个常见的困难。强迫症会放大我们的恐惧，而且使我们相信恐惧很有可能成为现实。然而，我们在治疗中发现，焦虑同其他情绪一样，会随着时间的推移而减轻和消失。直面恐惧将帮助我们（或者说是强迫症）看到所谓的可怕后果，并推翻我们的执念。这反过来可以帮助我们控制恐惧，增加自信。

采用 ERP 的 CBT 以一种循序渐进的方式战胜恐惧。从较低焦虑水平的 ERP 任务开始，一步一步往下进行。治疗师不会强迫你去做还没准备好的事情，而且治疗师还会和你一起选择 ERP 任务，确认你能把控该任务。

2. 强迫症在家里、学校、医疗机构外的其他地方才会对我造成影响，我如何在医疗机构设置 ERP 任务？

强迫症倾向于在某些"区域"发作，有着特定的规则和顽固的想法，这些想法往往毫无意义，例如，认为一个地方干净，而另一些地方不干净。在这种情况下，治疗师可以想办法帮你完成以临床为基础的治疗（例如，去家访或在学校给予治疗）。解决强迫症最常发作的地方非常重要。

这种情况为我们锻炼创造性思维提供了很好的机会，因为在这种情况下实施想象暴露是非常明智的。

想象暴露要求患者去想象那些令人痛苦的想法或情形的细节。它用来帮助患者面对他们所担心的可怕后果，尤其是那些在现实生活中很难或不可能重现的情况。

例如，想象暴露使患者想象在使用公共厕所后没有充分洗手，结果导致自己感染了艾滋病，并最终死于这种疾病。

3. 如果焦虑需要很长时间才能缓解，我可以做其他的事情来帮助我消磨时间或控制我的焦虑吗？

尽管看起来似乎很不真实，但焦虑确实会随着时间的推移而减轻。面对恐惧的次数越多，焦虑减轻得越快。在 CBT 中，深呼吸、分散注意力和肌肉放松等方法是管理焦虑的主要方法。然而，在治疗强迫症的 CBT 中，必须谨慎使用焦虑管理方法，因为这些方法很容易变成强迫行为。任何能使焦虑立即缓解的方法都可能加剧强迫症。

你可以在日常生活中实施 ERP，这样就不需要静静坐在那里等待焦虑减轻。继续你的日常活动，注意不要实施任何可以暂时缓解焦虑的强迫行为，而是与强迫症保持持续的共存关系。

4. 强迫症不仅影响我自己，还干扰了我全家，如何让家人同我一起对抗强迫症？

强迫症患者在生活中控制他人是很常见的。事实上，我们经常把强迫症看作是房子里寄生的（依赖别人为生）对周围的人发号施令的住客。它会让你从父母那里寻求确认（例如，如果你对灰尘或细菌有侵入性的想法，会问他们东西是否干净），或者让他们执行一些强迫行为，如帮助你清洁，或者避免坐在某个你认为已经被污染的椅子上。

如果想让家人同你一起与强迫症作斗争，首先要让他们理解强迫症是什么，并且和你一起将强迫症外化。虽然来自父母的肯定会让你感到轻松，但这只是暂时的，不会减轻你的恐惧，只会使你的症状加重。他们可以通过不参与强迫行为（以循序渐进的方式）来帮助你，并提醒你实施 ERP 任务。他们也可以帮助你外化强迫症，激励你继续战斗。

5. 我正在努力与强迫症作斗争，但一直有新的强迫症状出现，我还能康复吗？

对抗强迫症，尤其是在最初阶段，可能会很困难。当摆脱一些强迫症状后，有新的强迫症状出现是很正常的。解决这个问题的方法是，不断地审视自己的行为是否使强迫症的侵入思维得到了暂时性的缓解，如果是，把这些行为列入你的强迫等级里，然后使用 ERP 战胜它们。

焦虑管理方法（AMT）

放松方法（如深呼吸、分散注意力和肌肉放松）在 CBT 的焦虑管理中扮演着重要角色。但在治疗强迫症的 CBT 中，必须谨慎使用焦虑管理方法，因为这些方法很可能变成强迫症状。

任何可以立即缓解焦虑的行为都可能加剧强迫症。因此，你和治疗师都需要注意你们的行为不是在强化强迫症，这些行为会无意中抵消你为对抗强迫症所付出的努力。

CBT 治疗强迫症的中和化与合理化

虽然中和化或合理化是 CBT 治疗焦虑的常见组成部分，但也可能成为 CBT 治疗强迫症的潜在强迫行为。这些方法可以暂时缓解恐惧，但也会使强迫症得到强化。

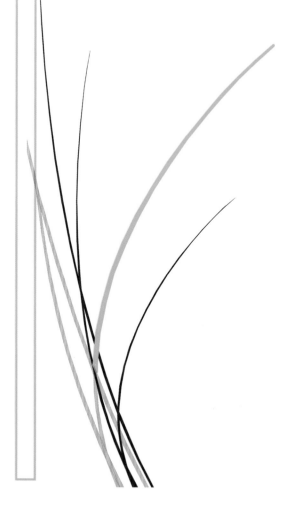

第6章
在对抗强迫症的
过程中控制强迫
思维

第4~12课时

侵入思维是强迫症的重要组成部分。侵入思维很常见，而且会带来较大的痛苦和焦虑。它造成了一个强迫观念、焦虑和应对焦虑的恶性循环。

我们大多数人的头脑都具有创造力，因此几乎所有人都有过侵入性的思维。对于健康人，关于渎神、死亡的侵入思维也很常见，这些思维往往出现又很快消失。但强迫症患者的这些思维会激活杏仁核，导致强烈的焦虑。强迫症使我们通过执行强迫来减少焦虑，这样一来，强迫症的循环就开始了（而且永远不会结束）。让自己停止想这些事情虽然不是不可能，但却相当困难。

我们来做个实验：

试着不要去想粉红色大象，别想象它站在一个球上。

很有可能，你读到越多关于不去想粉红色大象的内容，你的大脑就越会去想它。同样地，强迫症患者也会强迫性地试图与强迫思维作斗争。但是患者越想摆脱这些思维，这些思维就会变得越强烈，使强迫症患者质疑自己，寻求确认。事实是，这些侵入思维完全没有意义。

强迫思维的类型

正如前面提到的，侵入性思维很常见。当强迫症使我们给这些思维附加意义时，问题就出现了。以下是强迫症患者常有的思维：

怀疑——想要 100% 确定

许多强迫症患者需要反复确认坏事不会发生。强迫症使他们认为自己可以控制所有的可能性，如果他们足够努力（通过检查或寻求确认），他们就能确保坏事情不会发生。

然而，我们越是想确保 100% 的安全，就越有可能产生怀疑和不确定感。

过度的责任感

认为对发生在自己或他人身上的坏事负有责任。例如，强迫行为是为了防止伤害而进行过度检查以确定窃贼不会进入房屋，如果确实发生了盗窃，强迫症患者就会觉得自己有责任。

过度思考

认为所有的想法都很重要，因为想法和行动的效果是一样的。强迫症患者常常认为即使他们只是有"亵渎神明"的想法，效果同他们讲出"亵渎神明"的话是一样的。他们可能会试图中和这些想法，而且在同他人分享想法时表现出强烈的焦虑。

魔幻思维（思想－行动融合）

认为自己的第六感会成真。有这种思维的人相信他们有能力引发或阻止糟糕事件的发生。他们采取特殊或夸张的行为来防止某事的发生（一种极端的迷信思想）。

力求完美

他们认为凡事都应该是完美的，即使有小的错误也意味着失败。他们会一直做某些事情，直到感觉正确为止。为此他们会花很长时间重新去做，直到看起来完美。因此，有这种想法的人可能看起来效率非常低。

如何控制强迫思维？

通常情况下，学会识别你的想法是否属于侵入思维很重要。一旦我们确定了某些想法属于强迫思维，我们就可以选择忽视它们，就像我们忽视强迫症的冲动和强迫行为一样，然后继续做我们正在做的事情。通过练习，即使偶尔有侵入思维，我们也能够在不受干扰的情况下继续完成我们的任务。

在实施 ERP 时，一些积极和有益的想法可以帮助我们坚持与强迫症战斗下去。但是，需要注意，这些想法不能暂时缓解焦虑（如果能缓解，那它就是一种强迫形式）！

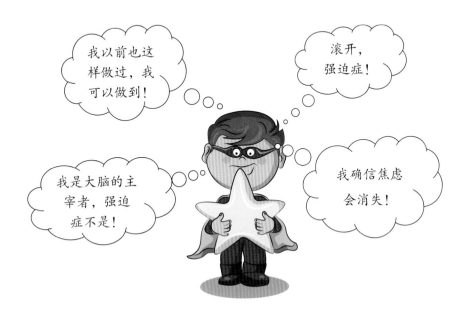

有哪些积极的想法可以帮助你战胜强迫症？

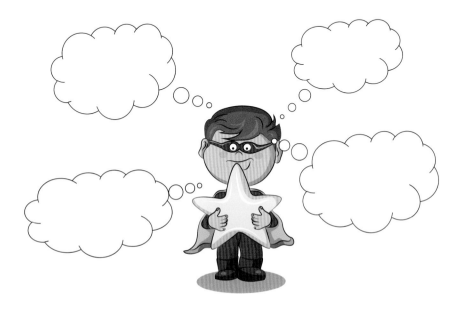

第 6 章　在对抗强迫症的过程中控制强迫思维

你也可以和治疗师一起把侵入思维纳入你的强迫等级中，并通过实施 ERP 战胜它们。面对恐惧的一个好方法是同时进行想象和现实暴露。如果你的侵入思维是关于过度责任感的，那么 ERP 可能是让你仔细思考你所害怕的最坏结果，然后列出清单。将你恐惧的事情写下来，然后反复阅读，或者将其录音后反复听，这些都是面对恐惧并控制恐惧的好办法。

思维挑战练习加上实际行动实验，也可以帮助我们控制强迫思维。这包括回顾强迫思维，然后用证据评估可怕结果出现的概率。基于评估结果，我们再用实际行动来检验证据的可靠性，这用来再次证明不执行强迫仪式所导致的可怕后果实际上并不会出现。

小结——控制强迫思维的方法

- 识别。

- 忽视。

- 利用有益的想法。

- 思维挑战。

- 实际行动实验。

第7章
预防复发
第 13~14 课时

恭喜你战胜了强迫症！

在与强迫症的战斗中，你已经走了很长的路，而且表现得非常勇敢。感谢自己能够坚持战斗到最后。

提防强迫症复发

虽然我们已经摆脱了强迫症（或基本摆脱），但也知道可能会复发。复发是指强迫症在康复后卷土重来。但是，不要过于担心，提前做好准备可以确保强迫症复发时将其影响降到最低。

当非常焦虑或压力很大时，强迫症往往会复发。回想一下你的进步过程和治疗前的情况，你还能回忆起之前由于压力过大导致强迫症加重的时候吗？

防止强迫症在压力期加重的一种方法是，提前预测可能出现的压力。想一下在不久的将来可能会让你有压力的事情（例如，考试、转学、露营等）。

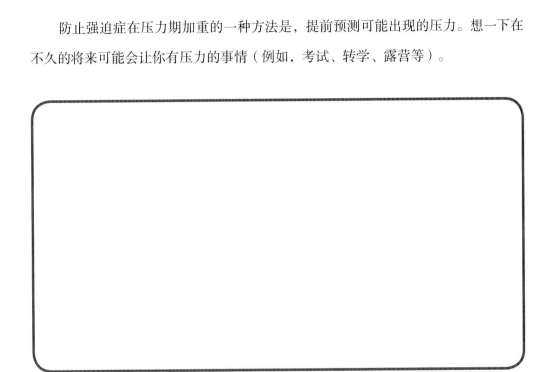

为未来做计划

如果强迫症复发，我可以采取以下措施：

1. 识别强迫症状

使用下图来帮助识别你的行为是否属于强迫症的症状。

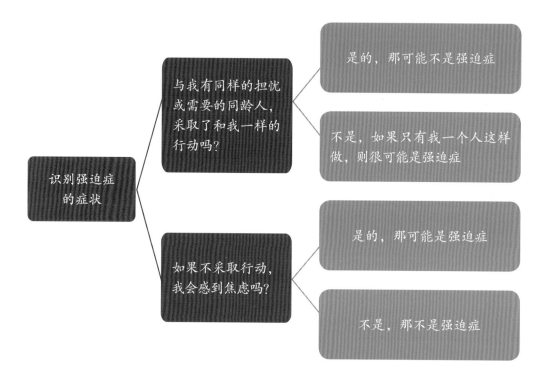

2. 拒绝强迫症的冲动和行为

记住，你已经成功地抵制了强迫症的冲动和行为。你可以继续抵制强迫症，拒绝去听或执行强迫症让你做的事情。

3. 团结你的家人和朋友来帮助你渡过难关

有时候，尤其是过程艰难并且压力重重的时候，侵入思维更容易增加，抵抗强迫冲动也更加困难。这时，我们需要依靠家人和亲密的朋友来提醒我们正在与强迫症作斗争，并提醒我们如何继续对强迫症说"不"。

告诉亲人你同强迫症的斗争，并计划好如果强迫症复发，他们该如何帮助你。家人、朋友可以做的事情包括：

- 提醒你去外化强迫症。

- 帮助你识别强迫观念与正常担忧。

- 不为你提供确认或执行行为。

- 联系你的治疗师或医生加强治疗或重新用药。

4. 保持冷静，专注于你的人生目标

有侵入思维和偶尔的强迫观念是正常的，这不是世界末日，也不是强迫症复发的征兆。记住对冲动说"不"，提醒自己有侵入思维是正常的，通过做快乐的事情来专注于拥有一个健康的生活。确定你的目标或未来计划，现在你有更多的时间（因为没有重复的强迫症状浪费时间），花时间计划如何利用你的时间做有意义和有趣的事情。

> 例如：学弹钢琴；和朋友一起去电影院看电影。

在治疗强迫症等很多疾病时，预防复发是认知行为疗法（CBT）的一部分。成功的治疗（很少或没有强迫症状）可能仍然存在侵入思维。侵入思维是人类生活的一部分，帮助孩子忽略这些思维，而不是赋予它们意义。

导致复发的原因是什么？

根据多年的研究，强迫症和压力有很大的关系。事实上，一件带来压力的事情（或两件）可能是孩子患上强迫症的诱因。每个人都可能有侵入性思维增加的经历，尤其是承受压力时。

注意识别可能出现的压力源对于预防强迫症复发很重要，我们可以在复发时将影响降到最小。一些常见的导致复发的压力事件有：

- 重大的考试。
- 搬家或转学。
- 与亲人分离——可能是离婚或离世。
- 居住或家庭环境的变化。

如果孩子复发了，我该怎么做？

通常情况下，复发时孩子会沉迷于执行仪式或强迫。既要注意身体上的强迫，也要注意精神上的强迫，因为强迫症有时表现得很隐蔽。

记住是什么使治疗发挥了作用。如果你和孩子还记得以前是通过暴露，然后阻止执行仪式，并通过忍受焦虑来解决恐惧，那么复发时就可以再次重复这个过程，但这一次恐惧会消失得更快一些。

一旦你发现了强迫症状，和孩子一起实施暴露反应预防（ERP），以确保他/她没有任何强迫行为或观念。

如果你的孩子仍然存在强迫行为并且没有改善，请咨询治疗师，制定强度更高的治疗来控制复发，并提醒孩子对抗和战胜强迫症的策略。

本期目标

孩子：

• 回顾之前的治疗和家庭任务。

• 识别未来的压力源。

• 制定控制复发的策略。

父母参与：

• 对父母进行预防复发的心理教育。

• 讨论复发的潜在原因。

• 讨论应对复发的策略。

拓展阅读

Derisley J. Breaking free from OCD: A CBT guide for young people and their families. London: Jessica Kingsley, 2008.

Heyman I., Fombonne, E., Simmons, H., et al. Prevalence of obsessive-compulsive disorder in the British nationwide survey of child mental health. International Review of Psychiatry, 2003, 15(1/2): 178–184.

Krebs G., Heyman I. Treatment-resistant obsessive-compulsive disorder in young people: assessment and treatment strategies. Child and Adolescent Mental Health, 2010, 15(1): 2–11.

March J. S., Mulle K. OCD in children and adolescents: A cognitive-behavioral treatment manual. New York: Guilford Press, 1998.

March J. S., Benton C. M. Talking back to OCD: The program that helps kids and teens to say "No Way"— And parents say "Way to Go". New York: Guilford Press, 2007.

National Institute for Health and Clinical Excellence. Obsessive-compulsive disorder: core interventions in the treatment of obsessive-compulsive disorder and body dysmorphic disorder. Clinical Guideline 31. London: NICE, 2005. http://www.nice.org.uk/ nicemedia/pdf/cg031fullguideline. pdf.

OCD Treatment. OCD: A Balance of 3[2017–02–15]. https://www.intrusivethoughts.org/ ocd-treatment/.

O'Connor K. Overcoming treatment resistance in obsessive-compulsive disorder. Acta Psychiatrica Scandinavica, 2005, 111(4): 257–260.

Pediatric OCD Treatment Study (POTS) Team. Cognitive-behavior therapy, sertraline, and their combination for children and adolescents with obsessivecompulsive disorder. JAMA, 2004, 292(16): 1969.

Peris T. S., Bergman R. L., Langley A., et al. Correlates of accommodation of pediatric obsessive-compulsive disorder: parent, child, and family characteristics. Journal of the American Academy of Child & Adolescent Psychiatry, 2008, 47(10): 1173–1181.

Karen Young. Anxiety in kids: how to turn it around and protect them for life (2017–03–05) [2017–05–15]. http://www.heysigmund.com/anxiety-in-kids/.

Rapoport J. L., Inoff-Germain G. Practitioner review: treatment of obsessive-compulsive disorder in children and adolescents. Journal of Child Psychology and Psychiatry, 2000, 41(4): 419–431.

Scahill L., Riddle M. A., McSwiggin-Hardin M., et al. Children's Yale-Brown obsessive compulsive scale: reliability and validity. Journal of the American Academy of Child & Adolescent Psychiatry, 1997, 36(6): 844–852.

Storch E. A., Merlo L. J., Larson M. J., et al. Impact of comorbidity on cognitive-behavioral therapy response in pediatric obsessive-compulsive disorder. Journal of the American Academy of Child & Adolescent Psychiatry, 2008a, 47(5): 583–592.

Storch E. A., Merlo L. J., Larson M. J., et al. Clinical features associated with treatmentresistant pediatric obsessive-compulsive disorder. Comprehensive Psychiatry, 2008b, 49: 35–42.

Treating OCD in Children & Teens (2015–07–09) [2017–01–07]. https://kids.iocdf.org/professionals/mh/treating-ocd-in-children-teens/.

Turner C. M. Learning about OCD and fighting back: A CBT workbook for young people. London: Obsessive Compulsive and Related Disorders Clinic, Maudsley Hospital Children's Department, 2008.

Understanding Obsessive-Compulsive Disorder. (n.d.) [2017–02–15]. http://www.overcoming.co.uk/single.htm?ipg=8616

Watson H. J., Rees C. S. Meta-analysis of randomized, controlled treatment trials for pediatric obsessive-compulsive disorder. Journal of Child Psychology and Psychiatry,

拓展阅读

2008, 49(5): 489–498.

Wells J. Touch and go Joe: An adolescent's experience of OCD. London: Jessica Kingsley, 2006.

Wilhelm S., Tolin D. F., Steketee, G. Challenges in treating obsessivecompulsive disorder: introduction. Journal of Clinical Psychology, 2004, 60(11): 1127–1132.